Lettre

À

M. CASAUGRAND,

DOCTEUR MÉDECIN

À MONTREJEAU (HAUTE-GARONNE),

SUR QUELQUES PASSAGES DE SON EXAMEN CRITIQUE DE LEROY, ET SUR QUELQUES PROPOSITIONS DU SYSTÈME DE BROUSSAIS;

PAR J.-P. TAILHADE,

MÉDECIN À LANNEMEZAN (HAUTES-PYRÉNÉES).

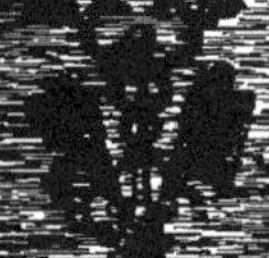

À TOULOUSE,

[illegible]

LETTRE

A

M. CASAUGRAND,

DOCTEUR-MÉDECIN

A MONTREJEAU (HAUTE-GARONNE),

SUR QUELQUES PASSAGES DE SON EXAMEN CRITIQUE DE LERROY, ET SUR QUELQUES PROPOSITIONS DU SYSTÈME DE BROUSSAIS;

PAR J.-P. TAILHADE,

MÉDECIN A LANNEMEZAN (HAUTES-PYRÉNÉES).

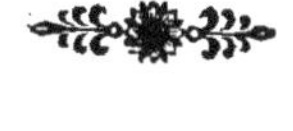

TOULOUSE,

DE L'IMPRIMERIE DE CAUNES,

RUE DES TOURNEURS.

1827.

A

MONSIEUR CASAUGRAND,

DOCTEUR-MÉDECIN

A MONTREJEAU (HAUTE-GARONNE).

> Probè novi eum qui scribit multos sumere judices; ita alius in alterius livet et grassatur ingenium! Ille si una periodi clausula vel membrum defuerit, mancam esse orationem clamabit. Alius si eloquentiæ cothurnum paululum extuleris, non medicum sed rhetorem esse latrabit.
>
> HYERON., *epist.* 32, *pars tert.*

MONSIEUR,

IL y a quelque temps que votre lettre critique sur l'ouvrage du docteur Lerroy, adressée à M.r M. M., me tomba entre les mains ; je la lus avec tout l'intérêt que pouvait m'inspirer pour son auteur le bien que m'en avait dit un de nos amis communs ; en la parcourant, j'écrivis, comme je le fais dans toutes mes lectures, les réflexions qu'elle me suggéra. Je vais vous soumettre celles que je crois les plus essentielles; elles sont relatives à quelques passages de votre écrit, où nos opinions sont différentes. Je pense que vous ne le trouverez pas mauvais. Ainsi que l'a dit Sarcone, la médecine est une république où chaque citoyen a le droit de dire son avis.

A la page 4, en parlant de l'admission d'un principe vital par Barthez, vous dites : « *l'école fondée par les Lacaze,* » *les Bordeu, les Cabanis, les Bichat, a renversé ce système*

» *d'erreurs, pour y substituer une doctrine brillante de faits,* » *et que j'ose appeler positive.* » Ainsi donc, Monsieur, l'admission d'un principe vital serait, selon vous, une erreur. Mais si l'on ne peut nier que notre machine ne présente des phénomènes qu'il est impossible de résoudre en ceux que la physique considère dans la matière brute; si, d'un autre côté, ces phénomènes « ne sont ni isolés, ni indépendans, ni enchaînés » d'une manière nécessaire, mais s'ils sont réglés, dirigés, » disposés vers un but, suivant des besoins qui naissent et » changent à tout moment », il faudra nécessairement en conclure, à moins de renverser toutes les règles du raisonnement, 1.° que ces phénomènes doivent être rapportés à des facultés propres aux corps vivants; 2.° que ces forces constituent un système, sous la direction d'une cause essentiellement une; Or, c'est cette cause que j'appelle principe vital, et que vous pouvez appeler x, y, comme vous voudrez.

Voilà, Monsieur, si je ne me trompe, l'idée fondamentale, dont les développemens établissent l'existence d'un principe vital. La doctrine qui y est relative est tout à fait étrangère aux recherches qui auraient pour but de savoir qu'elle est la nature de ce principe, ou s'il a une existence distincte. Quelles sont donc les raisons des reproches que quelques médecins ont fait à cette doctrine, de présenter ces questions comme décidées (1)? Il peut y en avoir trois; la première, c'est qu'on la juge sans la lire; la seconde, c'est qu'on la lit sans l'entendre, et la troisième, que ne pouvant attaquer ce qui s'y trouve, il faut bien y supposer ce qui n'y est pas. Au reste, pour le dire en passant, on a été bien plus indulgent pour Darwin, qui a dit en propres termes (*Zoonomia orthe laws of organic life*), que l'esprit d'animation est secrété par le cerveau.

Il ne m'appartient pas de juger de vos motifs de prédilection pour les auteurs que vous citez, mais il est permis de douter

---

(1) Parmi les objections qu'on a faites à la doctrine de Barthez, je n'en connais pas de plus faibles que celles de M. Magendie.

peut-être qu'ils soient bien fondés; et sans entrer dans un examen détaillé des idées de vos écrivains favoris, on peut, je crois, établir que celles de Haller (*prim. lin. physiol.*) sont insuffisantes, celles de Bordeu (*utr. Aquit. min. aq. morb. chron...... Inst. med. ex. nov. med. consp.*) arbitraires; que celles de Bichat ont plus d'ensemble et de liaison; mais, de l'aveu même de ses partisans exclusifs, il le doit à ses prédécesseurs, et surtout à Barthez : en effet, sa force vitale, ses propriétés vitales, et surtout ses sympathies, se rapprochent beaucoup du principe vital des forces ou facultés vitales du professeur de Montpellier. Dans sa division de la vie, il fut précédé par le philosophe de Stagyre, par le Portugais Sanchez et par Stahl. Sa division de la sensibilité est de l'école de Montpellier. Sa contractibilité organique est le mouvement tonique de Stahl. Enfin il doit à Bordeu et à Pinel, qui en avait fait la base de sa classification, sa distinction des tissus, cette mine nouvelle, si lucrativement exploitée aujourd'hui par quelques médecins de la capitale. La *phrénologie* de Gall et de Spurzheim, dont la première idée appartient à Willis (*cerebr. anat. cui acc. nerv. desc. et us.*), est victorieusement réfutée par les faits. Enfin Cabanis, dans son traité de l'Infl. du phys. sur le mor. et du mor. sur le phys., n'a parlé que de la première, et, par conséquent, n'a qu'à moitié traité son sujet. On ne voit chez lui qu'un dessein prémédité de faire triompher le matérialisme le plus révoltant; et l'on ne sait trop que penser d'un homme qui vous dit froidement que le cerveau secrète la pensée comme le foie secrète la bile.... De ce train-là on en revient bientôt à l'homme-machine de Lamettrie, à la sensibilité physique d'Helvétius; et, avec un pas de plus, à l'*omœomerie* d'Anaxagore et au grand animal de Spinosa. Heureusement, pour se dédommager de l'impression fatigante de ces extravagances, on se repose agréablement sur les consolans et solides écrits des Locke, des Condillac, des Clarke, des Jacquelot, et des Fénélon.

Poursuivant toujours vos idées de proscription contre la doctrine du principe vital, vous dites à la page 10, pour prouver que la vie est le résultat de l'organisation, « *qu'elle*

» *ne se développe dans le poulet qu'au fur et à mesure que* » *les parties fondamentales de l'organisation sont achevées.* » Mais la conséquence que vous tirez de ce fait, est-elle bien juste? Je ne le pense pas. En effet, dans l'incubation, le calorique est la cause déterminante de l'action du principe de vie dont l'œuf fécondé est imprégné, et qui se réveille sous l'influence de cet agent. L'organisation ne peut être conçue que comme le résultat de ce principe agissant d'après des lois primordiales, à moins qu'on ne veuille soutenir qu'elle a pu se disposer, s'arranger de la manière la plus favorable à ses usages, avant d'exister elle-même. Ainsi, Monsieur, vous auriez seulement avancé, mais non prouvé, ce que vous vouliez établir; ainsi encore la doctrine d'un principe d'unité ne serait pas tant une erreur; elle ne serait pas non plus tellement entachée du défaut de logique et d'analise. Barthez, à qui cette doctrine appartient, était, vous le savez mieux que moi, le plus profond penseur et le plus puissant raisonneur qu'on ait encore vu en médecine; et ces qualités commandent, permettez-moi de vous le faire observer, de la mesure et de la circonspection dans ceux qui condamnent ses idées. L'on doit alors se souvenir de cet avis de Quintilien : *modestè tamen ac circonspecto judicio, etc.*, que n'a pas oublié, malgré certaines suggestions auxquelles il est permis de croire qu'il n'était pas étranger, un biographe de nos jours, qui a dit de ce grand médecin : « *nous devons toutefois ne jamais* » *parler de lui qu'avec vénération et reconnoissance, comme* » *d'un savant du premier ordre, dont le nom fait époque* » *dans l'histoire de la médecine, et que la France compte* » *avec orgueil parmi les grands hommes qu'elle s'honore d'avoir* » *produits.* » Au fait, que le principe vital soit ou non le résultat de l'organisation, qu'il ait ou qu'il n'ait pas une existence distincte de la matière, cela est indifférent; mais ce qui ne l'est pas du tout, c'est de savoir s'il agit incontestablement sur l'organisation, et par conséquent s'il est actif; si à l'aide de certaines provocations de notre part, nous pouvons imprimer à ce principe des déterminations utiles et contraires à des modifications vicieuses qui constituent la maladie? Or, ce sont là des questions qu'on peut résoudre par l'affirmative, et dont la solution est d'une tout autre importance.

A la même page 10, vous dites que *les élémens de la vie sont de l'albumine, ou, si l'on veut aller plus loin, de l'hydrogène, du carbone, etc.* Je suis loin de penser que telle soit votre croyance. En effet, la vie peut-elle se décomposer en ces élémens grossiers qui ne furent jamais que ceux des corps qu'elle a abandonnés, ou qu'elle n'anima en aucun temps? Et, pour m'en tenir à votre exemple, croyez-vous que l'incubation puisse jamais développer, dans un œuf non fécondé, l'animal qui, dans votre système, devrait en sortir, puisqu'un pareil œuf contiendrait les élémens que vous assignez à la vie?

Je n'oserais, comme vous, rejeter (page 15) l'existence de l'humeur glaireuse ou pituiteuse. Pour tout homme non prévenu, les maladies qu'elles occasionnent ont un caractère bien différent des affections sthéniques, des catarrhales par exemple, avec lesquelles les novateurs du jour les confondent, je crois, mal à propos; puisqu'elles en diffèrent par leurs causes, leurs symptômes et leurs traitemens.

Je saute (depuis la page 16 jusqu'à la page 43) votre réfutation du docteur Lerroy sur son humorisme exclusif, sur la manière d'expliquer la mort prématurée, et sur celle dont il conçoit l'hérédité. Je m'expliquerai plus tard sur le premier chef; je ne dis rien du second, parce que, dans l'esprit de l'auteur, il est une conséquence du premier. Quant au troisième, il me semble qu'expliquer, comme vous le faites, l'hérédité par les prédominances organiques, c'est dire tout uniment que l'hérédité dépend de l'hérédité, attendu que ces prédominances sont elles-même héréditaires... L'hérédité ne peut être que la disposition que reçoit originairement le principe vital, de réaliser chez lesenfans les maladies de leurs pères. Aller plus loin, c'est s'exposer à des divagations inutiles. En outre, peut-on rapporter à des prédominances organiques, ce qu'Hyppocrate (περὶ ἀέρων ϋδατων, καὶ τόπων), raconte des macrocéphales, ainsi que le défaut de certaines parties, qu'on observe chez certains animaux dont les pères offraient les mêmes particularités?

Par ce que vous dites (pages 43 et 44) et parce que vous avez dit au sujet des fluxions, vous semblez supposer que la maladie est toujours le résultat d'une cause extérieure, agissant par l'intermédiaire de la sensibilité. Vous n'admettriez donc pas des maladies spontanées ? C'était bien aussi l'opinion d'Hyppocrate, qui disait (περὶ τεχνης), que la spontanéité n'existait pas. Bordeu et les solidistes modernes disent aussi que les actes vitaux ne sont jamais spontanés ; pour eux ce sont des réactions déterminées par des incitations : cependant plusieurs faits prouvent la spontanéité de certaines maladies. Celles dites héréditaires, pour ne pas parler d'un grand nombre d'autres, ne sont-elles pas dans ce cas ? En effet, si elles n'avaient pas leur raison suffisante dans les sujets qui les éprouvent, indépendamment de toute cause extérieure, pourrait-on les regarder comme héréditaires ? Il faut donc les concevoir comme le résultat unique des forces d'une puissance intérieure qui les produit sans l'intermédiaire d'aucune incitation et par ses seules ressources. Dès lors cette puissance est active. Et pourquoi d'ailleurs ne le serait-elle pas ? Ne sentons-nous pas l'activité de notre unité morale ? Ceux-là même qui, d'après une bien triste philosophie, ne regardent cette unité que comme une faculté résultat de l'organisation, ne nient pas qu'elle ne soit active. Quel motif peuvent-ils donc avoir pour nier l'activité de l'unité physiologique, quand l'analogie d'accord avec les faits l'établit irrécusablement ?

Il me semble que c'est à l'ignorance de cette vérité que tiennent les prétentions des solidistes du jour sur la fréquence presque exclusive de l'irritation. N'admettant pas l'activité du principe de vie, ils disent, avec Bordeu, que les actes vitaux sont toujours le résultat d'une incitation ; mais alors la maladie est une véritable réaction ; alors encore elle doit toujours être de nature sthénique. Aussi, les sectateurs des idées nouvelles, et Broussais à leur tête, prétendent-ils que toutes les maladies ne sont que de l'irritation. Si je ne me trompe, ils prouvent seulement par-là que leurs idées trop exclusives sont plutôt la conséquence de leurs systèmes imaginaires, que celle d'une conviction pratique. Quand on songe qu'aujourd'hui même, malgré le discrédit de Brown, la médecine est éminemment stimulante chez les Anglais et les Italiens, comme le prouvent les écrits de Sir Robert Thomas, de Rasori et de Tommassini; et cela avec autant de succès que la méthode antiphlogistique en obtient chez les Broussaisiens : on ne peut que se méfier des prétentions de leur chef sur la fréquence des irritations.

Au sujet des maladies produites par un passage subit du chaud au froid, vous dites (page 45) « ce n'est pas la matière de la transpiration qui occasionne la maladie...... c'est le refoulement de l'acte vital (page 46). Mais n'est-ce pas là trancher une difficulté sans la résoudre ? Quant à moi, je conçois facilement que la transpiration puisse être répercutée sur un organe, et y produire une maladie d'irritation, puisque la chimie découvre dans cette humeur des substances irritantes. Au reste, quoique vos preuves n'aient pas le degré de rigueur que je leur désirerais, je suis loin de prétendre que les choses ne soient pas ainsi que vous le dites; je crois seulement que la question ne saurait être décidée, et qu'elle est d'ailleurs d'assez peu d'importance.

A la page 61 vous dites : *les méthodes naturelles ne sont que l'imitation des déterminations spontanées de forces vitales.* Permettez-moi de vous faire observer que ce n'est pas du tout là ce qu'on entend par méthodes naturelles. Ne les confondez-vous pas avec les méthodes imitatrices, qui rentrent elles-mêmes dans les méthodes empiriques ? En effet, les méthodes naturelles ont pour but d'accélérer, de régulariser les mouvemens de la nature, qui tendent d'eux-mêmes à une heureuse terminaison; tandis que l'objet des imitatrices est d'imiter la nature, en la déterminant à des actes conformes à ceux par lesquels elle guérit souvent dans des cas semblables. Vous ne donnez pas non plus une idée exacte des méthodes analitiques, en disant (page 62) « *qu'on les emploie dans les* » *cas épineux, où les foyers d'irritation vitale parraissent tous* » *frappés à la fois de stupeur et d'exaltation, et que la cause* » *ou le siége du désordre échappe à l'œil sagace du praticien.* » Rien de tout cela ne caractérise les méthodes analitiques;

la seule circonstance qui nous oblige à y avoir recours, est celle d'avoir à traiter une maladie composée. Alors, en décomposant celle-ci en ses élémens constitutifs, en les attaquant par des moyens proportionnés à leurs rapports de force ou d'influence, nous procédons par la méthode analitique. Ce peu de mots suffira pour prouver que le respectable M. Pinel, qui a tant parlé d'analise, n'a ni connu le sens du mot, ni fait l'application de la chose. Il n'est pas non plus exact de dire que l'action des méthodes empiriques consiste *dans une succession de perturbations*, car le quinquina n'agit pas en perturbant; et cependant son administration dans les fièvres périodiques est purement empirique, puisque notre esprit ne saurait apercevoir le rapport des indications à remplir avec aucune des propriétés de ce médicament. Il n'est pas vrai non plus que le propre des méthodes empiriques soit d'être appliquées *sans autre règle que le caprice ou l'ignorance*. Qu'y a-t-il en pathologie de plus positif et de plus sûrement calculé que la thérapeutique des fièvres intermittentes? Les méthodes perturbatrices, qui, ainsi que les imitatrices et les spécifiques, ne sont que des divisions des empiriques, sont elles-mêmes soumises à certaines règles qui en rendent les chances heureuses plus ou moins assurées. Je conçois que le médecin soit souvent forcé d'y avoir recours; mais je ne saurais convenir qu'il prenne alors son caprice pour motif de son choix, ni son ignorance pour règle de sa conduite.

Comme vous me paraissez partisan chaud des nouvelles doctrines, quelques observations à cet égard ne sortiront pas de mon sujet.

Je ne m'en défend pas, je suis loin de trouver à ces doctrines le degré d'évidence que quelques médecins leur trouvent aujourd'hui. Leur vice me paraît tenir uniquement à une fausse direction prise, dès le point de départ, dans la science de l'homme. Quand une fois on a nié, je ne dis pas l'activité d'un principe d'unité physiologique, mais encore son existence; quand on a arbitrairement, et contre les preuves les plus péremptoires, avancé que la vie est le résultat de l'organisation, il a bien fallu soutenir ensuite, pour être conséquent,

1.° que la maladie est toujours dépendante d'une incitation, et qu'elle est de nature sthénique; 2.° qu'elle consiste dans un vice de l'organisation, et que par cela même elle est un état toujours physique, toujours local. De là, la proscription de la pathologie humorale, car les fluides ne présentant aucune trace d'organisation, doivent être étrangers à la maladie; celle encore de l'essentialité des fièvres, qui ne sont plus aujourd'hui que des affections organiques et surtout des gastro-entérites; de là, enfin, l'importance, que dis-je, l'indispensable nécessité de la connaissance du siége de la maladie; car Bichat a dit : *qu'est l'observation si l'on ignore où est le siége du mal*? et une infinité de propositions, qui, de conséquence en conséquence, sont devenues autant d'hérésies médicales, qui infectent un grand nombre de médecins, surtout du nord de la France.

Je ne reviendrai pas sur ce que j'ai dit de l'existence et de l'activité du principe vital; mais je ne saurais concevoir la vie comme le résultat de l'organisation. En effet, outre que notre esprit ne peut saisir aucun rapport de causalité entre instinct, sensation, sympathie, habitude, etc., et tel ou tel arrangement de la matière, pas plus qu'entre ce même arrangement et la conversion de nos sensations en idées; il est d'ailleurs une infinité de faits qui prouvent que la vie se maintient, quoique des organes essentiels soient en partie détruits; tandis qu'elle disparaît quelquefois sans qu'on aperçoive le plus petit dérangement; particularité, qui faisait dire à Stahl qu'il était impossible de donner une raison de la mort naturelle; si d'ailleurs, quoiqu'en disent les partisans des nouvelles idées, on veut bien se rappeler que de deux individus qui succombent à la même maladie, l'un présente souvent des désordres organiques considérables, quoique l'affection ait marché très-lentement; tandis que l'autre n'offre que de légères traces d'altération physique, quoique la maladie ait été rapide et violente; il faudra nécessairement la concevoir, non comme le résultat d'un dérangement de l'organisation, mais comme celui d'une affection du principe de vie qui en conserve, qui en maintient la constitution physique. Quand par l'ablation d'une partie qui était le siége du mal, vous avez fait disparaître le défaut d'équilibre auquel nos organicistes le rapportent mal à propos, celui-ci va repulluler sur un autre point, comme la goutte, le cancer nous en donnent chaque jour des exemples. Cela ne peut être que parce qu'en retranchant la partie malade, vous n'avez pas fait disparaître la modification vicieuse du principe de vie, en vertu de laquelle la maladie subsistait, et qu'il aurait fallu détruire pour triompher de l'affection qui en était la suite.

Il n'est donc pas prouvé que la vie soit le résultat de l'organisation; nous devons au contraire reconnaître l'existence d'un principe d'unité présidant à l'arrangement de la matière; et les divers actes vitaux que présente celle-ci sont bien visiblement sous la dépendance de ce principe, dont les affections contre nature constituent la maladie.

Ces idées nous mènent naturellement à une question devenue le sujet de vives discussions entre les médecins, je veux dire l'essentialité des fièvres. Sans avoir la prétention de la décider, je puis faire observer que des médecins d'un grand mérite, même parmi ceux qui cultivent, de nos jours, l'anatomie pathologique, ne partagent pas, à cet égard, la conviction du professeur du Val-de-Grace. Ils pensent que si dans quelque cas, l'irritation de l'estomac ou de quelqu'autre organe, s'irradiant sympathiquement sur le cerveau, produit les symptômes du typhus, une lésion particulière de la vie dans l'encéphale, peut aussi le décider dans beaucoup d'autres. Ils reprochent à M. Broussais d'avoir proclamé l'essentialité des typhus dans un temps où il n'aspirait pas encore au titre de réformateur de la médecine, qu'il parait ambitionner aujourd'hui, dans un temps où il disait : j'ai trop souvent trouvé la membrane gastro-intestinale *en bon état* à la suite des typhus *les plus malins*; j'en ai vu un trop grand nombre s'améliorer par l'emploi des stimulans *les plus énergiques*, pour partager l'opinion de M. Prost (qui les rapporte à la phlogose de la muqueuse gastrique). M. Broussais a beau se battre les flancs ensuite dans son examen des doctrines médicales, pour se tirer d'un si mauvais pas. Je puis dire qu'il ne m'a pas convaincu, et je doute qu'il vienne à bout de convaincre personne.

Si je ne me trompe, les prétentions de M. Broussais sur le typhus et la non essentialité des fièvres, tiennent uniquement à ses fausses idées sur les effets du froid. Le calorique étant incontestablement un excitant, il paraît conséquent de penser que le froid est un cédatif. C'est en effet là une proposition répétée jusqu'à satiété dans l'examen des doctrines médicales. Mais le docteur Samalowitz à Moscow, Giannini à Milan, Currie à Northampton et Liverpool, Kopp à Hanneau, Hanh à Breslaw, ont obtenu de bons effets du froid dans le typhus. Donc cette maladie doit être inflammatoire; car le froid est un cédatif; et comme l'on trouve souvent dans la muqueuse gastrique des individus morts de cette affection, des taches rouges, brunes ou livides, et que ces taches doivent bon gré mal gré, et par la seule autorité de M. Broussais, signifier l'existence d'une inflammation pendant la vie, il n'a pas balancé à affirmer que le typhus était toujours le produit d'une gastro-entérite. Non content d'avoir franchi ce premier pas, il en franchit bientôt un second; et d'un trait de plume, sans respect pour une longue possession, il étend impitoyablement sa proscription d'essentialité à toute la pyretologie, et dépouille ainsi nos vieilles fièvres d'un caractère que nos plus grands anatomico-pathologistes avaient eu la bonhomie de leur prêter.

Mais le froid est-il un cédatif dans tous les cas? Brown d'abord, et Broussais ensuite, ont bien pu le soutenir; mais les praticiens ne le croient pas. Ils avouent, il est vrai, qu'un froid intense et long-temps soutenu peut, en comprimant toute espèce de réaction de la part du principe vital, agir comme cédatif; en effet, dans les pays où un froid pareil constitue le caractère dominant du climat, on voit qu'il arrête autant le développement des formes extérieures que celui des facultés intellectuelles et l'énergie du caractère; ainsi les Lapons, les Groënlandais et les Samoïèdes sont petits, rabougris, et vivent en général assez peu. C'est par l'effet d'un froid semblable que faillit périr Gesner encore enfant, comme il se livrait à un sommeil trompeur dans une excursion qu'il fit sur les hautes montagnes de la Suisse avec son ami Haller. C'est encore ainsi qu'on explique les effets de la glace long-temps appliquée sur une tumeur inflammatoire qu'elle fait disparaître.

Cependant le froid n'est pas cédatif dans tous les cas; car d'autres faits prouvent à leur tour, qu'un froid modéré est tonique et stimulant. C'est par la connaissance de cette vérité qu'Hippocrate a dit, il y a vingt siècles (περὶ ἀέρων, *etc.*), que les pays froids étaient la patrie de la liberté, et les pays chauds celle du despotisme. Cette idée, que Mirabeau appelle féconde, fut, comme il le remarque, saisie par le président de Montesquieu, qui la développa dans son immortel ouvrage de l'Esprit des lois; et l'on voit combien elle est fondée, si l'on fait attention que les peuples du nord de l'Amérique conservèrent leur liberté, et que ce fut principalement sous la ligne que les Européens eurent plus de facilité à s'établir (Robert. hist. de l'Am.). N'est-ce pas à l'action du froid modéré, et par conséquent tonique et stimulant, qu'il faut rapporter la grandeur, la beauté et la force des habitans du Nord, comparativement aux peuples qui vivent sous des températures extrêmes? Un historien Anglais (*Ferguson's essay on the hist. of. civ. societ.*), n'observe-t-il pas avec raison, que c'est principalement sous les latitudes tempérées que l'homme a déployé les plus grands efforts de son génie? Les Suèves, qui avaient accoutumé de se couvrir à peine, et qui se plongeaient dans les fleuves l'été comme l'hyver, étaient, du temps de César, les peuples les plus forts, les plus puissans et les plus belliqueux de la Germanie (*Cœsaris comm.*). Les soldats romains étaient d'une force prodigieuse, au rapport de Josephe (*de bell. Judaï.*), et de Cicéron (*tusc. quœst.*). Or, Végèce nous dit (*inst. mil.*), qu'ils sautaient dans le Tibre après leurs exercices, c'est-à-dire, journellement; on sait, d'un autre côté, que les Persans qui vont s'établir dans les Indes, contractent, à la troisième génération, le caractère lâche et nonchalant des naturels du pays (voya. de F. Bern). Tavernier, dans ses relations, fait la même remarque au sujet des enfans des Européens, et les animaux transportés d'Europe dans les pays méridionaux de l'Amérique y perdent de leur taille. Ajoutons encore quelques considérations.

Broussais, embarrassé de certains faits qui font le procès à son système sur l'action du froid, a cru se soustraire à leurs conséquences, en disant que pendant qu'il agit comme cédatif à l'extérieur, il produit une véritable excitation dans les organes intérieurs. Cette proposition est fausse, en ce qu'il existe une infinité de faits qui prouvent l'action stimulante du froid sur le point même où on l'applique; en effet, la sécrétion de la membrane de Schneïder est augmentée pendant l'hiver; des personnes, très-bien vêtues d'ailleurs, gagnent un enrouement ou un corysa, au moment où elles respirent un air froid à la croisée; certaines parties de notre corps, comme le nez, les mains, les oreilles, les pieds, exposés à un froid vif, deviennent quelquefois si sensibles, qu'il s'y développe une douleur intolérable. Le chimiste Pelletier décida une forte inflammation dans la partie de sa main, où se fondit une boule de mercure congêlé, et il y éprouva la sensation de la brûlure. Les glaces qu'on prend en été donnent souvent la colique et quelquefois des gastrites. Des topiques froids, appliqués sur une tumeur inflammatoire, en exaspèrent tous les symptomes, et on ne vient à les calmer que par des applications tièdes. Ces faits, et mille autres qu'on pourrait citer, suffisent pour prouver que Broussais est, ici comme ailleurs, beaucoup trop exclusif; et il faut convenir que si ce moyen thérapeutique agit souvent comme cédatif, il est des cas où il est incontestablement stimulant; en effet, après le bain froid, les mouvemens *dantiperistase*, comme disaient les anciens, qui se manifestent par une augmentation de chaleur, de sensibilité et de rougeur à la peau, par plus d'agilité, de prestesse et de force, ne déposent-ils pas en faveur de cette vérité, qui devient encore plus palpable si l'on considère que les personnes éminemment sensibles supportent difficilement les bains froids? Voilà sans doute aussi pourquoi les habitans des pays chauds, qui, pour corriger les effets du climat, devraient, ce semble, ne faire usage que de bains froids, ne connaissent au contraire que les étuves et les bains chauds. Chez eux, les forces radicales, et par conséquent les forces expansives, languissent pendant que leur sensibilité est excessivement développée. Voilà sans doute aussi pourquoi les soldats romains, dont les pénibles exercices (v. Tit. Liv., li. 26), entretenaient les forces radicales et expansives, se jettaient impunément dans le Tibre, immédiatement après ces exercices, quoique couverts de sueur; tandis qu'au rapport de l'abréviateur de Trogue-Pompée, Alexandre, dont l'éducation avait été sans doute molle et efféminée, comme celle en général des princes, et surtout des princes Asiatiques, faillit périr à Tarse, pour s'être jetté dans le Cydnus (v. Just. *lib.* XI). Il est vrai que Strabon, dans sa géographie, et Quinte-Curce, dans son histoire, remarquent que les eaux de ce fleuve sont extrêmement froides, et bien plus sans doute que celles du Tibre.

De tout ce qui précède, nous devons conclure que le froid n'est cédatif, tonique ou stimulant, que d'une manière relative; que le typhus n'est pas toujours une gastro-entérite, et que s'il est des cas où il dépend d'une iritation gastrique ou autre, sympathiquement propagée à l'encéphale, il en est aussi, et peut-être en plus grand nombre, où il se rattache à la chute subite des forces radicales, amenée par l'impression de causes éminemment débilitantes, telles que certains miasmes; et que c'est surtout dans ce cas que le froid, par ses propriétés toniques et stimulantes, peut produire de bons effets, et non, comme le prétend Broussais, dans ceux où le typhus est la suite d'une gastro-entérite, à moins qu'on ne veuille soutenir qu'un bon moyen de faire cesser les effets, c'est d'en augmenter la cause. Au reste, si le typhus est toujours la conséquence de l'irritation de la muqueuse gastrique, il devait être bien fréquent chez les anciens, qui, d'après Apicius (*de obs. et cond. siv. art. conquin. lib.* X), prodiguaient d'une manière effrayante les assaisonnemens les plus forts. Or, on ne voit pas que cette maladie fût plus commune chez eux que chez nous. Un mot encore sur l'emploi du froid dans la faiblesse.

Selon M. Broussais, l'inflammation est toujours ou presque toujours la cause de la faiblesse; mais peut-on penser ainsi, quand on songe aux cas nombreux de faiblesse où les toniques réussissent : n'est-on pas chaque jour obligé de les employer pour remonter les fonctions languissantes de quelqu'organe ? N'est-ce

N'est-ce pas à leur emploi qu'on dut la conservation d'un des plus excellens princes qui aient jamais régné sur les hommes, Marc-Aurèle? Cet empereur ayant l'estomac très-faible, prit long-temps de la thériaque par le conseil de Démétrius et de Galien qui la lui préparait lui-même, et dut peut-être à ce moyen une santé dont il n'aurait jamais joui sans son usage. M. Broussais nous dira-t-il que cette faiblesse dépendait d'une gastrite chronique? Qu'il l'affirme, c'est possible; mais qui l'en croira?

A mon avis, il n'est guère plus fondé quand il dit *que les véritables faiblesses repoussent l'usage du froid; tandis que ce modificateur est le remède par excellence de toutes les faiblesses produites par les nombreuses formes de l'état inflammatoire.* S'il entend parler d'un froid intense et soutenu, il a raison. Un pareil froid serait dangereux, peut-être même mortel; mais s'il parle d'un froid modéré, et en rapport avec la force d'expansion du sujet qui l'éprouve, il a tort. L'expérience est là qui le condamne.

Quant aux faiblesses produites par quelque phlegmasie des viscères, comme, de l'aveu même de Broussais, le froid est un excitant à l'intérieur, ses prétentions, à cet *égard*, le mettent en contradiction avec lui-même; car il est clair que, dans ce cas, le froid ne pourrait être que nuisible, puisqu'il irait à augmenter la cause du mal. Ce médecin a donc avancé une erreur grave, quand il a dit que le froid était utile dans les faiblesses produites par les nombreuses formes de l'état inflammatoire.

Je ferai une dernière observation, c'est que si, de l'aveu même de Broussais, il existe une faiblesse vraie, c'est-à-dire, une faiblesse qui ne soit pas le résultat d'un vice de l'organisation, il a eu tort, avec tous les solidistes modernes, de soutenir que la maladie est toujours un état physique.

Il a tort encore, je crois, d'établir comme une loi de notre économie, « *que les viscères enlèvent aux tissus de moindre importance l'action vitale, et, avec elle, les fluides de toute espèce, aussitôt que les matériaux en circulation éprouvent la plus légère diminution.* » C'est en vertu de cette loi que le cerveau et la moelle se conservent, selon lui, au milieu de la fonte générale de toutes nos parties, à la suite d'une longue maladie, et que par la soustraction du calorique à l'extérieur, il se produit une phlegmasie à l'intérieur. J'abandonne aux physiologistes ces explications, qui sont certainement gratuites; mais je demanderai à M. Broussais si, quand je pratiquerai une saignée, ou que j'emploierai la glace dans une inflammation de quelque viscère, il me donnera l'assurance que l'excitation intérieure, qui, d'après lui, doit en être la suite, ne se produira pas précisément sur l'organe que je voulais dégager; et cela en vertu de cette observation d'Hippocrate, *pars dolens trahit*? Si cela n'arrive pas toujours ainsi, c'est que la loi dont Broussais parle n'existe sans doute pas. On peut en dire autant de cette prétention qui revient à chaque instant dans son examen des doctrines-médicales : que quand il y a diminution de l'action vitale dans un endroit, il y a surexcitation dans un autre. La faiblesse essentielle qu'il admet sans s'en apercevoir, prouve le contraire.

En revenant à l'essentialité des fièvres, nous croyons pouvoir être fondés à soutenir que si la maladie ne peut être conçue que comme une affection du principe vital, il est assez conséquent de penser qu'il peut exister des fièvres essentielles; de même qu'on conçoit qu'il existe des douleurs, des faiblesses essentielles, ou, en d'autres termes, qui ne dépendent pas d'un vice de l'organisation. Nous convenons que, d'après les règles d'une bonne philosophie, il faudrait réduire le nombre des fièvres dites essentielles; mais toujours est-il, qu'il ne répugne pas de concevoir l'existence des pyrexies, ainsi qualifiées. Passons à l'examen de l'humorisme.

Je ferai observer d'abord que, dans la formation du fœtus, les fluides préexistent aux solides. Cela n'est pas déjà une trop bonne raison pour accorder à ceux-ci une prééminence telle qu'ils soient tout et les autres rien; mais laissant cette considération de côté, ne voit-on pas une foule de maladies, dites gastriques par les médecins du bon vieux temps, se guérir comme par enchantement, par la seule action d'un émétique? Dira-t-on qu'ici l'irritation était tout et les humeurs rien ? Mais ce moyen curatif est irritant par essence ; et dès lors son administration aurait dû, en augmentant la cause, augmenter et non détruire les effets.

Il est des maladies qui se déclarent à la suite d'une gale, d'une dartre, ou d'une teigne répercutées. Un moyen sûr d'obvier à ces maladies consécutives, est d'ouvrir un cautère ; mais celui-ci ne suppure souvent que quelques jours après son application, et trop d'irritation de ses bords et de ses parties environnantes paraît en être la seule cause. Cependant les accidens continuent avec toute leur violence ; alors en calmant la trop grande irritation de la plaie, la suppuration s'établit et les accidens cessent.

Je sais que ces faits n'embarrasseront pas M. Broussais, car il ne paraît jamais embarrassé de rien. Il vous dira qu'en pareil cas le cautère n'agit point par son effet évacuant, mais uniquement en déplaçant l'irritation, et la portant dans l'endroit excité : toutefois ce n'est qu'après avoir détruit cette irritation, que la suppuration s'est établie, et que la maladie a disparu.

Bordeu père, Barthez et Stoll avaient bonnement pensé que la cause de plusieurs maladies très-différentes dépendait d'une collection humorale dans l'estomac, et qu'on pouvait guérir, dans ces cas, des péripneumonies, des rhumatismes, etc, par des vomitifs ; comme en effet ils le prouvaient par leurs succès. Broussais, bardé de principes de sa façon, a prétendu qu'ils s'étaient trompés en guérissant, et que les vomitifs n'avaient agi dans ces occasions, qu'en produisant une révulsion, et transportant sur l'estomac l'irritation fixée sur la partie malade. J'avoue que je n'ai jamais pu m'élever à la hauteur d'un semblable raisonnement, ni concevoir comment, si l'émétique était assez puissant pour attirer sur l'estomac l'irritation fixée sur une autre partie, il n'arrivait pas que cette irritation portée dans un viscère aussi essentiel, loin de donner des signes de sa présence, produisît au contraire une guérison parfaite.

Convenons-en, les effets heureux des vomitifs dans les affections gastriques, soit idiopathiques, soit sympathiques, prouvent incontestablement que la gastricité des médecins *de la vielle roche* n'est pas toujours, comme le prétendent les médecins, si singulièrement qualifiés de *physiologiques* (1), une nuance de l'irritation de l'estomac; que cet état peut exister sans irritation gastrique; qu'il y a des maladies humorales; enfin, que ce que les anciens ont écrit sur le *pepasme* n'est pas sans fondement; et que les travaux des Solano, des Nihel, des Bordeu, des Michel et des Fouquet, conservent, quoi qu'on en dise, leur intérêt. Non, toutes les maladies ne consisistent pas dans l'irritation; et il n'est pas toujours prudent de céder de suite à la manie de l'égorger, en agissant comme ce médecin à qui Galien disait : *jugulasti febrem*.

Mais pourquoi les humeurs seraient-elles donc étrangères aux causes des maladies? N'y a-t-il pas des faits qui prouvent qu'elles peuvent être viciées indépendamment des solides? La transpiration ne répand-elle pas quelquefois une odeur de cadavre, ou d'excrément chez des personnes bien portantes d'ailleurs? Au rapport de Wanswieten, la sueur d'un homme était si corrosive qu'elle brûlait ses bas. Dans une hémorragie nasale, un autre répandait un sang si corrosif, qu'il brûlait le linge avec lequel il était en contact. Une mère est effrayée en faisant têter son enfant, et celui-ci est aussitôt attaqué d'éclampsie. J'en connais une qui n'a jamais donné le sein au sien, sans qu'il ait manifesté par les cris les plus aigus combien il en était affecté. Tissot dit qu'un homme en mordit un autre dans un accès de colère, et le mordu devint enragé, quoique l'autre ne le fût pas. Peut-on, d'après ces faits et beaucoup d'autres, rejeter la viciation primitive des humeurs, et, par conséquent, leurs prérogatives dans certains cas, comme cause de maladie?..... Au reste, cette question ne mérite nullement l'importance qu'on lui donne; car si, comme nous l'avons établi, la maladie ne consiste que dans une modification parti-

(1) Tant qu'une bonne analogie grammaticale ne dirigera pas la manie de nos jeunes docteurs pour les néologismes, nous verrons de choses plus singulières encore qu'un *médecin physiologique*.

culière du principe vital, si l'action des médicamens ne peut être conçue qu'autant qu'elle s'exerce sur ce principe, en lui imprimant des déterminations opposées à la modification qui constitue la maladie, il est clair que la question de l'humorisme devient tout à fait oiseuse, et qu'il est inutile de savoir si les fluides et les solides sont séparément ou simultanément, primitivement ou secondairement viciés.

Quelle que soit la patience de l'homme qui parcourt l'examen des doctrines-médicales, peut-elle ne pas se lasser, lorsqu'après avoir lu les virulentes déclamations de l'auteur contre l'humorisme, il le voit ensuite conseiller les sangsues en tout et pour tout, comme le disait Bordeu. Souvent je me suis demandé si, pour Broussais, le sang était fluide ou solide...... Je ne pense pas qu'aucun médecin ait jamais donné des preuves d'une opposition aussi frappante entre ses principes et sa conduite. On fait la même réflexion quand on lit ce qu'il a écrit sur l'ictère des nouveaux-nés, qu'il attribue à l'action du *mœconium*; ainsi que sur ce qu'il admet des fluxions, après avoir dit que ce mot devait désormais être banni du vocabulaire médical. Broussais n'est-il pas bien clairement humoriste dans son article sur le scorbut? Quelles raisons a-t-il donc pour crier contre l'humorisme? Je l'ignore; à moins que ce ne soit un travers ordinaire à certains esprits, qui préfèrent à des vérités anciennes des erreurs et des absurdités nouvelles.

Une inconséquence non moins grande à mon avis, c'est qu'ainsi que l'a dit Bordeu, chaque organe, ou système d'organes, ayant une vie propre, une sensibilité particulière, Broussais agisse cependant en thérapeutique, comme si ces circonstances n'existaient pas. En effet, quelles sont les maladies qu'il admet? De l'irritation et toujours de l'irritation. Quels sont les remèdes qu'il emploie? Des sangsues et éternellement des sangsues. Est-il besoin de dire que si la pratique ne faisait pas justice de semblables principes, le bon sens et la saine raison suffiraient pour les faire rejeter.

Après avoir avancé avec Haller, et tous les solidistes qui l'ont suivi, que la maladie consiste dans un vice de l'organisation, on est forcé de soutenir ensuite qu'elle est toujours un état physique, un état local; et comme dans cette école on ne tient aucun compte de l'activité démontrée du principe vital dans la production des maladies, il était naturel qu'on en cherchât la cause dans l'action particulière de l'organe devenu le siége de l'affection : on voit dès lors combien la connaissance du siége est importante. Mais si, d'un autre côté, l'action anomale d'un organe, ou d'un système d'organes, est, comme on ne peut le nier, la suite d'une modification particulière du même principe, réalisée dans cet organe, ou système d'organes, on sera forcé d'avouer que l'altération de l'organisation, dans la maladie, n'est qu'un accident sans lequel la maladie pourrait subsister; ainsi l'asthme, la coqueluche, la paralysie, l'apoplexie, ont-elles lieu quelquefois sans altération physique; tandis que d'autrefois elles en sont bien visiblement accompagnées.

Mais accordons que la connaissance du siége du mal soit aussi importante qu'on le prétend; est-elle donc toujours si facile à acquérir? Les effets sympathiques ne sont-ils pas très-souvent les premiers et les seuls qui se manifestent? Souvent encore ne sont-ils pas plus marqués que les protopathiques? Ainsi, au rapport de P. Servius, dans 300 cadavres ouverts à Rome, les poumons furent seuls lésés, quoique les sujets eussent offert les signes de la pleurésie. Baglivi observe que la péripneumonie fait quelquefois éprouver la douleur d'un côté, quoique l'inflammation ait lieu de l'autre. On a vu encore un des reins uniquement affecté, quoique les symptômes eussent accusé l'affection du côté opposé; et, pour parler d'un fait plus récent, n'y a-t-il pas eu des discussions assez vives au sujet du siége de la maladie de la fille de Tommassini; maladie que celui-ci appelle *una gravissima enterite*, et que Boisseau dit avoir été une péritonite. Ces faits, au reste, sont si fréquens dans la pratique, que le docteur Roaldès vient de proposer un prix, à adjuger au concours, au mémoire qui donnerait le meilleur moyen de distinguer entre eux les phénomènes locaux des effets sympathiques. On peut donc conclure de ces faits que souvent le siége d'une maladie est impossible à déterminer, et que Broussais pourrait être dans l'erreur, lorsqu'il prétend l'assigner dans tous les cas. Au surplus, quand même ses prétentions à cet égard seraient fondées, et que nous lui passerions l'importance du siége du mal, quel avantage la thérapeutique retirerait-elle de sa méthode de traitement? Aucun sans doute, puisqu'il serait facile de prouver que son effet, loin d'être local, se fait ressentir dans toute l'économie. Ainsi dans une inflammation des poumons, que faut-il faire d'après Broussais? Appliquer quarante, cinquante, quatre-vingts sangsues sur le point correspondant à la douleur, et même en couvrir toute la région du côté envahi.

Je le demande à tout médecin sans prévention, peut-on croire que le sang qu'on soustrait au système capillaire cutané puisse désemplir les capillaires de la partie enflammée? Et s'il survient une amélioration, n'est-elle pas due à la grande diminution du sang, ainsi qu'il arrive après la saignée par la lancette, qu'il aurait été tout aussi avantageux de pratiquer? Je dis plus; dans ces occasions il est très-heureux que l'action des sangsues ne soit pas directe sur l'organe malade; car, comme les Broussaisiens les appliquent le plus souvent sans distinction des périodes du mal, et sans aucun égard à la doctrine des fluxions dont ils ne veulent pas, il arriverait bien certainement que si l'action des sangsues était directe sur le point affecté, en les appliquant au moment où la fluxion s'y fait, on augmenterait le mal au lieu de le diminuer. Que penser alors de cette éternelle profusion de sangsues, présentée par les novateurs du temps comme une découverte récente? N'est-on pas tenté d'en rire, à peu près comme de la bonhomie de Caton, qui, dans son traité *de re rustica*, propose le chou comme un spécifique à tous les maux? Au reste, on revient aujourd'hui de cette pratique exclusivement sanguinaire, comme on est revenu de celle de Botal, du Mesmérisme, du Perkinisme, de la poudre d'Ailhaud, et comme le peuple reviendra du vomi-purgatif de Lerroy et du toni-purgatif de Rouvière.

Une dernière réflexion au sujet de l'importance du siége du mal, c'est que si l'on ne devait chercher la maladie que dans la modification du tissu affecté, les maladies externes seraient facilement guéries, uniquement par l'application des topiques. Or, quel est le médecin qui ayant à traiter un ulcère herpétique, teigneux ou psorique (je demande bien pardon aux Broussaisiens d'oser encore me servir de ce langage suranné) s'en tiendra exclusivement à ces moyens? Aucun sans doute, si son but est de guérir; on pourrait même dire que si on voulait faire un choix, on guérirait plus sûrement par la méthode intérieure que par la méthode locale, nouvelle preuve que pour arriver à une idée exacte de la maladie, il faut remonter plus haut que de la partie affectée. Et qu'on ne dise pas que l'impression produite sur l'estomac se répercute sur la partie malade; cette réponse serait une véritable maladresse, et prouverait uniquement pour nous, puisque les sympathies déposent hautement en faveur de l'existence d'un principe d'unité physiologique.

Si nous sommes fondés dans nos antécédens, nous avons prouvé que les principales bases du système de Broussais ne sont rien moins que solides, et que dès lors son édifice est bien ruineux; que sa thérapeutique est absurde dans ses moyens, circonscrite dans ses ressources, rétrécie dans ses vues; que par là même, elle est très-loin de la thérapeutique grande, féconde et transcendante, si l'on peut parler ainsi, qui serait la conséquence d'études physiologiques différentes; de celles, par exemple, qu'on ferait dans l'esprit des nouveaux élémens de la science de l'homme.

Que si, indépendamment de nos raisons, on fait attention à ce que, parmi les médecins du jour, ce sont principalement les plus répandus dans leur pratique et les meilleures têtes qui montrent de l'éloignement pour les idées exclusives professées aujourd'hui, tandis qu'elles sont étayées, avec toute la chaleur de l'âge, par les jeunes docteurs; si, en outre, on considère que la première école du monde repousse ces mêmes idées de tout l'ascendant que donnent à ces raisons six siècles d'illustration, on ne pourra qu'être très-circonspect dans l'admission des principes de Broussais (1). Cette dernière

(1) Le nombre vraiment effrayant d'extispices que présente le traité des phlegmasies, est-il bien fait pour encourager les partisans de ce médecin?

circonstance me paraît d'autant plus influençante, que si la nouvelle doctrine était fondée, l'école dont nous parlons pourrait justement prétendre à la gloire de lui avoir donné le jour; puisque c'est à quelques idées de Bordeu que nous la devons; et si, avant qu'elle n'eût été publiée, cette école l'avait déjà rejetée, en réprouvant les principes qui lui servent de base, c'est qu'elle était convaincue du peu de solidité de ces principes. Cela prouve-t-il, comme l'a dit un écrivain du temps, que les médecins de cette école aient jeté le voile de l'oubli sur l'homme célèbre à qui Broussais doit ses idées? Non sans doute; cela veut dire seulement qu'elle rejette toute espèce de solidarité avec ses enfans, quelque mérite qu'ils aient d'ailleurs, quand ils ne parlent pas le langage sévère de la vérité. Que signifie donc cette fanfaronnade du même écrivain, qui dit, en parlant de cet oubli prétendu : ces médecins *veulent-ils le punir (Bordeu) de ce qu'il a jeté, sans en avoir eu le projet, les fondemens d'une doctrine dont l'éclat n'obscurcit l'ancienne splendeur de leur école, que parce que, ne pouvant plus occuper le premier rang, ils paraissent ne vouloir rien être.* S'il est naturel de sourire de pitié à ces saillies d'une jeunesse enthousiaste et inconsidérée, il ne l'est pas moins de rappeler à ceux qui pourraient l'avoir oublié, ou d'apprendre à ceux qui l'ignoreraient, qu'en fait de philosophie médicale, l'école de Montpellier a été peut-être aussi loin qu'il est possible d'aller, qu'elle a été tout ce qu'il est possible d'être, et que si elle fut la première à marquer aux autres la bonne route à suivre, elle le fut aussi à y marcher elle-même bien avant; en sorte que, comme le professeur Lordat l'a observé relativement à Barthez (1), on peut appliquer à cette école ce qu'un historien philosophe disait de Galilée, en le comparant à Bacon : *Bacon pointed out at a distance, the road to true philosophy; Galileo both pointed it out tho others aud made himself, considerable advances in it. Hume, hist. of Great. Brit.*

---

(1) Lord. exp. de la doct. méd. de Barth., p. 260.

Les déclamations à chaque instant répétées contre les bons principes, les apologies ampoulées et bien évidemment intéressées des idées nouvelles, ne permettent pas de douter que le dictionnaire des sciences médicales, où elles se trouvent, ne soit une association faite dans le but d'étouffer certaines doctrines, et d'en faire triompher d'autres, n'importe par quels moyens. Voyez comme tout ce qui n'est pas selon les idées des auteurs est honni, bafoué, anathématisé! Mais comme en revanche, le solidisme est caressé, défendu, exalté! Le tout cependant sans que ces Messieurs donnent plus de raisons contre ce qui fait l'objet de leurs boutades, que pour ce qui fait celui de leur tendresse et de leur prédilection. En général, ils décident *ex cathedrâ*. Voyez encore dans la biographie, qu'ils appellent, à juste titre, le complément du dictionnaire, avec quelle justice et quelle impartialité les auteurs en ont rédigé les différens articles! *Nul n'aura de l'esprit hors nous et nos amis*, est bien évidemment une devise convenue entre eux. Et puis n'ont-ils pas annoncé devoir faire la biographie des contemporains? Pourquoi donc quand ils se distribuent, réciproquement et si libéralement, les honneurs de l'immortalité, ne trouve-t-on pas dans ce nouveau Panthéon des noms qui devraient y figurer? Pourquoi celui de ce médecin si estimable de la capitale, qui a enrichi notre littérature médicale des idées d'un célèbre professeur de Modène, n'y est-il pas consigné? Ce ne peut être que parce que cet esprit incrédule et endurci n'a pas reconnu au Broussaisianisme le degré de solidité que lui trouvent ses fougueux partisans. Pourquoi encore s'est-on privé dans cet ouvrage du lustre que lui aurait donné le nom d'un professeur d'une école célèbre, si connu lui-même par des ouvrages utiles? On l'ignore; mais je conçois qu'il peut avoir des titres d'exclusion bien solides. N'a-t-il pas facilité l'accès à la bonne physiologie dans son *exposition de la doctrine médicale de Barthez*, et fait sur les hémorragies le seul traité raisonnable que nous possédions? On a dit dans ces derniers temps qu'il existait un système d'obscurantisme politique, dont le but était d'aveugler la nation sur ses véritables intérêts. Je ne sais si un pareil système a jamais existé; mais il paraît sûr que si nous n'avons pas un obscurantisme politique, nous avons bien certainement un obscurantisme médical; système dont les partisans paraissent avoir pour but unique de fermer nos yeux sur les saines doctrines, parce qu'ils ne peuvent prétendre à la gloire de les avoir créées. Ce sont, comme on l'a dit naguère, des véritables chevaliers de l'éteignoir.

Une chose assez plaisante, surtout après ce que nous venons de dire, c'est la chaleur avec laquelle quelques médecins se disputent aujourd'hui la création de ce qu'ils appellent la nouvelle doctrine. Si, d'un côté, Broussais, pressé par l'évidence, avoue que Tommassini et les médecins italiens l'ont précédé dans la découverte *de cette importante vérité*, que les adynamies, les ataxies, quelques fièvres lentes, les névroses, etc., doivent être traitées par une méthode adoucissante et même antiphlogistique, il assure en même temps n'avoir eu aucune connaissance des idées du professeur de Bologne, quoiqu'il fût alors en Italie; aussi n'en persiste-t-il pas moins à réclamer pour sa patrie la gloire d'avoir eu l'initiative dans la promulgation de la nouvelle doctrine; et Fornier, dans son examen critique de la doctrine italienne, ne balance pas à appuyer les assertions de Broussais. De l'autre, le professeur Tommassini est loin de souscrire aux prétentions des deux médecins français, puisqu'il dit (*risp. ad una lett. del. prof. de Mattheis*), en s'adressant au dernier : *gli faro riflettere che l'opera di Broussais non è uscita se non nel* 1808, *mentre le mie ricerche sulla febre Americana...... Quantumque tradotta in francese solamente pochi anni sono, fu da me pubblicata in Parma nel* 1805. L'éditeur *d'elle opere minori* du même professeur dit en propres termes : *la dottrina fisiologico-pathologica di Broussais, tanto alto salita e tanto generalmente accolta, non altro è che una derivazione della dottrina Tommassiniana sulle flogosi.* Cela est clair; les Italiens prétendent à la priorité, et leurs raisons paraîtraient assez bonnes, si un médecin américain, le docteur John Belb, n'était là pour dépouiller de la gloire à laquelle ils prétendent également, et les Italiens et les Français. En effet, ce docteur malencontreux, dans une lettre datée de Firenze, et écrite au professeur

Tommassini lui-même, réclame pour le professeur B. Ruhz, de Philadelphie, la priorité des principes fondamentaux de la nouvelle doctrine, que ce professeur, dit-il, *insegnò per piu di quindici anni prima della sua morte che accade nel* 1813.

On pourrait peut-être penser que le docteur Belb, influencé par un sentiment d'intérêt en faveur de sa patrie, fait ici des réclamations injustes, si un médecin italien, le professeur de Mattheis, dont il a été déjà parlé, ne les appuyait dans une lettre, écrite de Rome, au professeur de Bologne, et où il dit, en parlant de la relation du docteur Ruhz sur la fièvre jaune des Etats-Unis, en 1793 (1) : *noi troviamo in questo libro...... tutto cio che constituisce il metodo detto in oggi del controstimolismo.* Il est donc facile de décider en faveur de qui le procès doit être jugé. Quant à moi, qui ne pense pas que des erreurs fassent partie de la science, je crois que, dans l'intérêt de la gloire nationale, autant que dans celui de la vérité, tout médecin français doit souscrire avec plaisir aux réclamations des étrangers à cet égard. Au reste, quels que soient les auteurs à qui Broussais doit ses idées, il est impossible de disconvenir que, sous le rapport de l'importance qu'il attribue au centre épigastrique dans la production des maladies, on n'en retrouve le fond dans Wanhelmont, dans Sylvius de Leboé, dans Kœmph, dans Bordeu et dans Lacaze; de même aussi qu'on ne saurait nier, quoi qu'il en prétende, que, sous le rapport de la nature des affections qu'il y établit, il n'ait des obligations *à l'essai sur les phlegmasies chroniques des viscères*, de Pujol de Castres. Il serait même facile de prouver que, sous ce dernier rapport, les idées de Broussais remontent peut-être jusqu'à Hippocrate; puisque, dans l'ouvrage qui a pour titre : Περὶ τῶν ἔνθως παθῶν, ce grand médecin gourmandait déjà les médecins de Gnide d'employer les médicamens héroïques dans le traitement des maladies.

Pour dire notre pensée tout entière, nous avouerons que, quoique convaincus que Broussais n'a ajouté que bien peu de

---

(1) An account of the bilious remittent yellow fever, as it appeared in the city of Philadelphia in the year 1793.

chose, peut-être même rien à la pathologie, il nous paraît néanmoins qu'il a rendu un véritable service à la science, en appelant l'attention des praticiens sur la fréquence des phlegmasies des viscères, qui, avant lui, n'étaient peut-être pas assez souvent soupçonnées; et surtout en signalant combien, dans l'administration des médicamens internes, il importe de se camper sur l'état de l'estomac et des voies gastriques, qui, en les recevant, doivent nécessairement en modifier les effets; enfin, en portant un dernier coup au Brownisme, et rendant par-là les médecins plus avares de médicamens, plus confians dans les ressources de la nature, et plus disposés à adopter une médecine sagement expectante. En effet, si l'on est de bonne foi, on conviendra qu'avant Broussais la médecine était, assez ordinairement, beaucoup trop stimulante, non seulement chez les médecins sans instruction, mais encore chez ceux qui en avaient une solide. Quand je me rappelle en avoir vu un prescrire dans une maladie sthénique *trois onces de canelle* et d'autres stimulans dans du vin, à prendre à la dose d'un verre matin et soir; et, pour faire vomir un enfant, deux onces de sirop de Glauber; quand je songe qu'en général, avant Broussais, les médecins étaient enclins à une pratique trop active, je ne puis que féliciter notre siècle de ce que le professeur du Val-de-Grace a fait éprouver à la médecine française une influence aussi salutaire qu'incontestable. Au reste, dans les critiques qu'on a faites de cet auteur, d'ailleurs très-estimable, on n'a pas assez voulu voir que, dans ses idées, beaucoup trop exclusives, j'en conviens, il n'avait eu que le tort de tant d'autres monographes qui l'avaient précédé, et qu'il ne méritait guère plus de reproches que Sylvius, attribuant toutes les maladies à un ferment morbifique, renfermé dans les premières voies; que Bontekoe les rapportant à la viscosité, à l'épaississement, à la lenteur du sang; que Kœmph les dérivant de l'obstruction des vaisseaux de l'estomac, et enfin que F. Hoffman les rattachant, dans leur plus grande partie, au duodénum.

Je ne veux pas finir ces observations peut-être trop longues, sans vous manifester ma surprise, de ce que vous avez daigné réfuter sérieusement un ouvrage qui est loin de mériter cet honneur. En effet, je ne vois pas trop quel peut avoir été votre but dans un pareil travail. Est-ce de prémunir le public contre la solidité des principes que renferme l'ouvrage de Lerroy ? Mais il me semble que vos efforts seront impuissants relativement au peuple, insuffisans pour la classe instruite, et inutiles pour les médecins. Avez-vous prétendu prouver à ces derniers qu'ils avaient dans le docteur Lerroy un piètre confrère ? Mais aucun d'eux n'en doutera s'il a lu seulement le titre de son ouvrage. Et puis, Monsieur, si vous vous chargiez de tancer tous les médecins indignes de ce nom, vous auriez furieusement de la besogne. Il y en a qui, quoique aussi dûment titrés que votre auteur, sont loin de posséder ses connaissances ; et pour moi, j'en connais qui, dépourvus de toute espèce d'instruction, ne rougissent pas de demander, dans leurs prescriptions, de *l'eau aqueuse de rhubarbe*, et qui, ignorant jusqu'aux noms des médicamens les plus usuels, vous parlent hardiment, dans leurs conversations, *des vissicatoires*, *du métique*, *du piquecouane*, qu'ils emploient journellement. Comme je n'ai garde de vouloir leur prouver ce qu'ils sont, je me contente de rire de leurs bévues avec mes amis et mes confrères, en grommelant entre mes dents, avec un satirique latin, qu'on ne doit pas attendre moins de quelqu'un

qui radere tubera terræ,
Boletum condire, et eodem jure natantes
Mergere ficedulas, didicit, nebulone parente.

JUVEN., sat. XIV.

Au reste, M. Lerroy peut être un fort brave homme; au moins a-t-il fait une fortune exorbitante ; et si son ouvrage ne vaut rien pour le public, il a été en revanche fort bon pour lui-même. Cela néanmoins ne vous justifie pas, selon moi, d'avoir perdu votre temps à le réfuter : quand, comme vous, Monsieur, on est riche de son propre fond, on ne doit pas exploiter le bien d'autrui.

En résumant mon travail, je pense avoir établi contre vos assertions la solidité de la doctrine de Barthez, et sa supériorité sur les travaux de Haller, de Bordeu, de Bichat, de Gall et de Cabanis; que la vie ne peut être conçue comme le résultat de l'organisation, que les élémens de la vie ne sont pas de l'albumine, de l'hydrogène, du carbone, etc., qu'il n'est pas prouvé qu'il n'existe pas une humeur et des maladies pituiteuses; que l'hérédité ne consiste pas dans les prédominances organiques; que les actes vitaux ne sont pas toujours des réactions, mais qu'ils sont très-souvent spontanés; par conséquent, que le principe vital est actif; qu'il peut y avoir des maladies produites par la répercussion de la transpiration. Je termine par quelques observations sur les méthodes thérapeutiques, dont vous m'avez paru ne pas donner une idée exacte. Passant de l'examen de votre lettre à celui de quelques principes les plus saillants (1) des nouvelles doctrines, dont vous me paraissez sectateur décidé, je rapporte de nouvelles preuves contre l'opinion de ceux qui soutiennent que la vie est l'effet de l'organisation, et la maladie celui de son dérangement. J'établis qu'elle dépend d'une affection du principe de vie; ce qui me mène, d'un côté, à la question de l'essentialité des fièvres, que, d'après les bons principes, je résous d'une manière contraire à la doctrine de M. Broussais; et d'un autre, à une discussion sur les effets du froid, lesquels, à mon avis, mal connus de ce médecin, l'ont conduit à établir que les typhus, ainsi que les fièvres de la vieille synonimie, ne sont que des gastro-entérites. Chemin faisant, je réfute encore ses idées sur la faiblesse et sur l'usage du froid contre cet élément de maladies. Je passe ensuite à l'examen de l'humorisme; et après avoir prouvé qu'il peut être admis en bonne physiologie, je prouve encore que cette question est sans importance et tout à fait oiseuse. A ce sujet, je relève les contradictions de Broussais, qui, solidiste dans ses principes, est exclusivement humoriste dans sa pratique. L'importance qu'on a voulu donner, de nos jours, à la connaissance du siége du

(1) J'en examinerai quelques autres dans un ouvrage que je me propose de publier sur les eaux de Capbern; travail pour lequel je possède déjà beaucoup d'observations.

mal, me mène à une discussion, dont il résulte que, contre l'opinion de Bichat, cette connaissance est à peu près inutile.

De tout ce qui précède, je conclus qu'on doit bien se défier de la nouvelle doctrine. De là quelques réflexions sur le grand dictionnaire et sur la biographie médicale, ainsi que sur les prétentions assez risibles des Français et des Italiens sur la priorité dans la création d'une doctrine illusoire, dont je soutiens que la première idée appartient à un médecin de Philadelphie. Ainsi mon plan doit être décousu, comme le sont entre elles les propositions que j'examine; et vous ne devez pas y chercher ces transitions ménagées, ces nuances fugitives qu'on exige de celui qui traite un sujet, dont les développemens naissent les uns des autres.

J'ai l'honneur d'être, Monsieur, avec des sentimens de la plus parfaite estime,

Votre bien dévoué confrère,

J.-P. TAILHADE, D.r-M.n

Lannemezan, ce premier Janvier 1827.

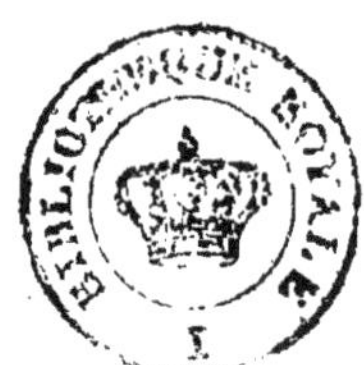

N. B. J'ai dit à la page 5, au sujet de l'ouvrage de Cabanis, « *et, avec un pas de plus, à l'omœomerie (ou aux omœomeries) d'Anaxagore*, c'est-à-dire à l'athéisme...... En présentant ici Anaxagore comme un athée, j'ai suivi, je crois, l'opinion la plus commune. Je sais bien que les hiérophantes le chargèrent de cette imputation odieuse; mais ce fut parce qu'il soutenait que les planètes n'étaient pas des divinités, mais bien des mondes habités. (L'idée de la pluralité des mondes est très-ancienne). Si d'ailleurs on s'en rapporte à ce qu'en disent Aristote (*de anim.*), et Plutarque (*in vit. Peric.*), ainsi qu'à un morceau de la cosmogonie de ce philosophe, cité par Diogène Laërce; si l'on se rappelle, en outre, qu'il était de la secte ionique fondée par Thalès, qui n'était point athée, on sera peut-être plus circonspect dans le jugement qu'on portera sur son compte.

www.ingramcontent.com/pod-product-compliance
Ingram Content Group UK Ltd.
Pitfield, Milton Keynes, MK11 3LW, UK
UKHW012306240726
13966UKWH00004B/1666